FOOD JOURNAL

Name _____

Phone _____

Notes

_____

Breakfast

Lunch

Dinner

Snacks	Water

_____

Breakfast

Lunch

Dinner

Snacks	Water

_____

Breakfast

Lunch

Dinner

Snacks	Water

_____

Breakfast

Lunch

Dinner

Snacks	Water

Breakfast

Lunch

Dinner

Snacks	Water

_____

Breakfast

Lunch

Dinner

Snacks	Water

_____

Breakfast

Lunch

Dinner

Snacks	Water

Breakfast

Lunch

Dinner

Snacks

Water

_____

Breakfast

Lunch

Dinner

Snacks	Water

_____

Breakfast

Lunch

Dinner

Snacks	Water

Breakfast

Lunch

Dinner

Snacks	Water

_____

Breakfast

Lunch

Dinner

Snacks	Water

Breakfast

Lunch

Dinner

Snacks

Water

Breakfast

Lunch

Dinner

Snacks

Water

Breakfast

Lunch

Dinner

Snacks	Water

_____

Breakfast

Lunch

Dinner

Snacks	Water

Breakfast

Lunch

Dinner

Snacks	Water

_____

Breakfast

Lunch

Dinner

Snacks	Water

_____

Breakfast

Lunch

Dinner

Snacks	Water

_____

Breakfast

Lunch

Dinner

Snacks

Water

_____

Breakfast

Lunch

Dinner

Snacks	Water

_____

Breakfast

Lunch

Dinner

Snacks

Water

_____

Breakfast

Lunch

Dinner

Snacks	Water

_____

Breakfast

| |
| |
| |
| |
| |
| |

Lunch

| |
| |
| |
| |
| |
| |
| |
| |

Dinner

| |
| |
| |
| |
| |
| |
| |
| |

Snacks

| |
| |
| |
| |
| |
| |

Water

| |
| |
| |
| |
| |
| |

_____

Breakfast

Lunch

Dinner

Snacks	Water

_____

Breakfast

Lunch

Dinner

Snacks

Water

Breakfast

Lunch

Dinner

Snacks	Water

Breakfast

Lunch

Dinner

Snacks	Water

_____

Breakfast

Lunch

Dinner

Snacks	Water

_____

Breakfast

Lunch

Dinner

Snacks

Water

_____

Breakfast

Lunch

Dinner

Snacks	Water

_____

Breakfast

Lunch

Dinner

Snacks

Water

_____

Breakfast

Lunch

Dinner

Snacks	Water

_____

Breakfast

Lunch

Dinner

Snacks	Water

_____

Breakfast

| |
| |
| |
| |
| |

Lunch

| |
| |
| |
| |
| |

Dinner

| |
| |
| |
| |
| |
| |

Snacks	Water

_____

Breakfast

Lunch

Dinner

Snacks

Water

_____

Breakfast

Lunch

Dinner

Snacks	Water

Breakfast

Lunch

Dinner

Snacks

Water

_____

Breakfast

Lunch

Dinner

Snacks	Water

_____

Breakfast

Lunch

Dinner

Snacks	Water

_____

Breakfast

Lunch

Dinner

Snacks	Water

Breakfast

Lunch

Dinner

Snacks

Water

_____

Breakfast

Lunch

Dinner

Snacks	Water

_____

Breakfast

Lunch

Dinner

Snacks

Water

_____

Breakfast

Lunch

Dinner

Snacks	Water

_____

Breakfast

Lunch

Dinner

Snacks

Water

_____

Breakfast

Lunch

Dinner

Snacks	Water

_____

Breakfast

Lunch

Dinner

Snacks

Water

_____

Breakfast

Lunch

Dinner

Snacks

Water

_____

Breakfast

Lunch

Dinner

Snacks	Water

_____

Breakfast

Lunch

Dinner

Snacks	Water

_____

Breakfast

Lunch

Dinner

Snacks	Water

_____

Breakfast

Lunch

Dinner

Snacks	Water

_____

Breakfast

Lunch

Dinner

Snacks	Water

_____

Breakfast

Lunch

Dinner

Snacks	Water

_____

Breakfast

Lunch

Dinner

Snacks	Water

Breakfast

Lunch

Dinner

Snacks	Water

_____

Breakfast

Lunch

Dinner

Snacks	Water

_____

Breakfast

Lunch

Dinner

Snacks	Water

_____

Breakfast

Lunch

Dinner

Snacks

Water

_____

Breakfast

Lunch

Dinner

Snacks	Water

_____

Breakfast

Lunch

Dinner

Snacks

Water

_____

Breakfast

Lunch

Dinner

Snacks	Water

Breakfast

Lunch

Dinner

Snacks	Water

_____

Breakfast

Lunch

Dinner

Snacks	Water

Breakfast

Lunch

Dinner

Snacks

Water

Breakfast

Lunch

Dinner

Snacks

Water

_____

Breakfast

Lunch

Dinner

Snacks	Water

_____

Breakfast

Lunch

Dinner

Snacks	Water

_____

Breakfast

Lunch

Dinner

Snacks	Water

_____

Breakfast

Lunch

Dinner

Snacks	Water

Breakfast

Lunch

Dinner

Snacks	Water

Breakfast

Lunch

Dinner

Snacks

Water

_____

Breakfast

Lunch

Dinner

Snacks	Water

_____

Breakfast

Lunch

Dinner

Snacks	Water

_____

Breakfast

Lunch

Dinner

Snacks	Water

_____

Breakfast

| |
| |
| |
| |
| |
| |
| |

Lunch

| |
| |
| |
| |
| |
| |
| |

Dinner

| |
| |
| |
| |
| |
| |
| |

Snacks	Water

_____

Breakfast

Lunch

Dinner

Snacks	Water

_____

Breakfast

Lunch

Dinner

Snacks	Water

Breakfast

Lunch

Dinner

Snacks	Water

_____

Breakfast

Lunch

Dinner

Snacks	Water

_____

Breakfast

Lunch

Dinner

Snacks	Water

_____

Breakfast

Lunch

Dinner

Snacks	Water

Breakfast

Lunch

Dinner

Snacks	Water

_____

Breakfast

Lunch

Dinner

Snacks	Water

Breakfast

Lunch

Dinner

Snacks

Water

_____

Breakfast

Lunch

Dinner

Snacks	Water

Breakfast

Lunch

Dinner

Snacks

Water

_____

Breakfast

Lunch

Dinner

Snacks	Water

_____

Breakfast

Lunch

Dinner

Snacks	Water

Made in the USA
Middletown, DE
03 September 2023